DE LA

COLIQUE NERVEUSE.

DE LA
COLIQUE NERVEUSE

PAR LE DOCTEUR

M. MACARIO,

Médecin-directeur de l'établissement hydrothérapique de Serin, à Lyon,

Membre correspondant de l'Académie royale de médecine de Turin,

De la Société médico-psychologique de Paris,

De la Société historique du département du Cher,

De l'Académie des sciences et lettres de Montpellier,

Lauréat de la même Académie,

Ex-député au parlement Sarde.

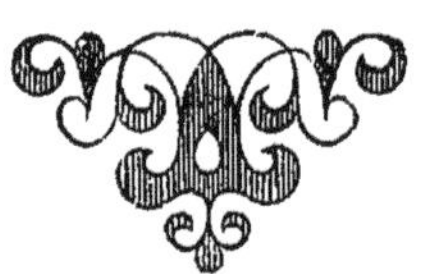

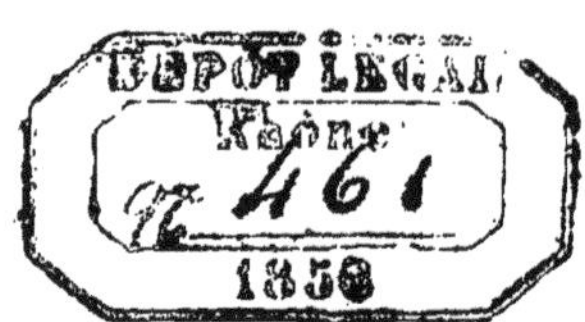

LYON

IMPRIMERIE D'AIMÉ VINGTRINIER,

QUAI SAINT-ANTOINE, 36

1856

DE LA

COLIQUE NERVEUSE[*].

La colique est assez commune parmi les habitants des campagnes : j'en ai recueilli trente-six cas ; mais tous les malades n'appellent pas l'homme de l'art, beaucoup d'entre eux guérissent par les seuls efforts de la nature ou sous l'influence d'un traitement empirique conseillé par les commères de village.

Une profonde et regrettable obscurité règne encore aujourd'hui sur divers points de l'histoire de cette affection. « Cette maladie, dit Lieutaud, à l'étymologie de laquelle on n'a aucun égard, reconnaît tant de *causes* et a son siége si *indéterminé* qu'il n'est pas surprenant que les auteurs en aient parlé avec la plus grande confusion ; j'en excepte les méthodiques, qui en ont présenté les variétés avec beaucoup de nettcté, mais d'après leur imagination. Les praticiens les plus exercés savent qu'il est difficile de prononcer sur le caractère et le siége de ce qu'on trouve bon d'appeler *coliques*, et que les suites ou l'ouverture des cadavres démentent tous les jours le jugement précipité qu'on en a porté : tant les *différentes espèces* se ressemblent ! »

Ces paroles de Lieutaud sont toujours vraies. C'est ainsi qu'on a décrit des coliques végétales des Indes, de Cayenne, de Surinam, de Madrid, du Poitou, de Normandie, de De-

---

* Article extrait d'un ouvrage inédit intitulé : *Des Maladies des paysans* ou *Essai de clinique rurale.*

vonshire, de Beriberi, la névralgie du grand sympathique, la gastro-entéralgie rhumatismale des marins, la colique névro-gastrique, la colique sèche, etc. , etc. Il est évident que la nature de toutes ces coliques est la même ; toutes sont produites par l'introduction et l'absorption du plomb à l'état moléculaire dans l'économie, comme l'a prouvé M. Tanquerel des Planches. C'est vraiment porter les ténèbres et la confusion là où il ne doit pas y en avoir que de décrire autant d'espèces différentes de coliques.

La colique que nous nous proposons de décrire dans cet article est également de nature nerveuse comme la colique saturine, seulement elle n'est pas produite par le plomb et n'est pas aussi grave que cette dernière.

Le point culminant de cette affection consiste en des douleurs intenses, intolérables, accompagnées d'anxiété et souvent de vomituritions et de constipation opiniâtre. Nous allons relater ici les observations les plus intéressantes que nous avons eu occasion de recueillir; nous les diviserons en trois paragraphes, suivant que la colique est accompagnée ou non de flatuosités ou qu'elle revêt le type intermittent ; nous en tracerons ensuite l'histoire générale.

§ I. *Colique simple.*

Obs. 1. — Le nommé Daroux François, tisserand à Marcilly (Cher), âgé de 32 ans, d'une bonne constitution, fut pris, sans cause connue, de coliques intenses le 6 décembre 1849. Je fus mandé auprès de lui le 8. Les coliques se manifestent toutes les demi-heures ; elles occupent tout le ventre, et dans l'intervalle l'abdomen est toujours légèrement douloureux. La percussion pratiquée sur les parois abdominales donne un son exagéré et, dans la fosse iliaque droite, un son aqueux; la palpation provoque dans cette région un gargouillement très-prononcé. Il y a des borborygmes fréquents, des vomissements bilieux et une constipation opiniâtre depuis le début de la maladie; du hoquet parfois.

Les urines sont épaisses, troubles et peu abondantes ; la langue est assez belle, la soif nulle ; le pouls est régulier à 64 pulsations par minute.

Une crise se déclare en ma présence, elle est très-intense et arrache des cris au malade, ses traits expriment la plus vive anxiété, tout son corps est inondé de sueur.

Prescription : Lavement salé, eau de Sedlitz, puis potion anti-spasmodique laudanisée ; infusion de camomille pour boisson, cataplasme laudanisé sur le ventre.

Le surlendemain on vient m'annoncer la guérison du malade.

Deux mois après, le 7 février 1850, ce sujet est venu me voir dans mon cabinet ; il m'assure que depuis sa colique il ressent de temps en temps de légères douleurs dans la fosse iliaque gauche et que les fèces qu'il rend depuis lors ne sont pas moulées et cylindriques comme auparavant, mais plates et comme rubanées, de l'épaisseur d'un centimètre sur deux centimètre de largeur environ. Les selles sont en outre difficiles et expulsées avec effort.

Je prescrivis à ce malade de se purger deux ou trois fois à quelques jours d'intervalle ; je ne l'ai plus revu depuis, mais j'ai appris qu'il était parfaitement rétabli.

Réflexions. — Nous avons ici un exemple de colique nerveuse bien caractérisée ; les coliques intenses, les vomissements, la constipation, le hoquet, la miction rare et peu copieuse des urines, rien n'y manquait. Cette colique céda très-promptement sous l'influence d'un traitement approprié. Nous avons débuté par un lavement irritant et un purgatif afin de combattre la constipation opiniâtre. Ce moyen suffit quelquefois seul pour amener la guérison, puis nous avons prescrit une potion composée de laudanum de Syd. 15 gouttes ; de teint. de castoreum et d'assafœtida, ana 40 gouttes, éther sulf. : 2 gram., à prendre par cuillerées de demi-heure en demi-heure.

Il est rare que cette potion ne calme pas très-promptement les tranchées abdominales.

Les selles rubanées que rendait ce malade nous fit soupçonner un rétrécissement du rectum. Le doigt introduit dans cet intestin nous fit rejeter cette opinion, de sorte que nous ignorons complètement la cause d'un tel phénomène.

Obs. ii. — Un tailleur de Lugny (Cher), appelé Boir, d'un tempérament nerveux et d'une bonne constitution, a été pris tout à coup, le 27 octobre 1849, d'une violente colique dans le creux épigastrique qui se propagea à tout le ventre. Je fus appelé à le traiter le 30. Le malade endure des coliques atroces qui se succèdent à de courts intervalles et lui arrachent des cris déchirants, elles *le coupent en travers*, dit-il, et lui remontent à la poitrine.

Il y a de la céphalalgie depuis ce matin seulement; la langue est jaune, la bouche pâteuse, la soif vive, anorexie, deux vomissements contenant un peu de bile cette nuit ; constipation opiniâtre dès le début, urines claires et limpides ; les membres sont douloureux, le pouls est à 80 pulsations.

Eau de Sedlitz, potion antispasmodique laudanisée, cataplasmes laudanisés sur le ventre.

31. L'eau de Sedlitz a décidé quatre selles, mais les coliques après s'être dissipées ont reparu dans la nuit. La pression sur le ventre calme les souffrances, les éructations qui sont fréquentes soulagent également le malade.

Bain tiède, lavement émollient, potion antispasmodique laudanisée à prendre par cuillerée de demi-heure en demi-heure.

Guérison le lendemain.

Réflexions. — Ce malade nous offre un nouvel exemple de colique nerveuse bien marquée. Ce sont de véritables tranchées qui le coupent en travers, accompagnées de vomissements et de constipation.

Pendant les crises le malade est en proie à une vive anxiété et à une grande agitation. La pression sur les parois abdominales calme les douleurs. Ce caractère lui est commun avec la colique de plomb et prouve que la nature de ces deux affections est la même. En effet, quelle différence trouve-t-on entre la colique nerveuse simple et la colique des peintres ? Aucune. Les symptômes sont identiques et le même traitement convient aux deux affections. Le diagnostic entre ces deux coliques ne peut donc s'appuyer que sur la connaissance de la cause.

Obs. iii. — La femme Corté, de la commune de Saint-Martin-des-Champs, âgée de 49 ans, a cessé d'être réglée depuis quatre mois.

Elle jouit habituellement d'une bonne santé, si ce n'est qu'elle est sujette à la migraine et à une douleur dans la jambe droite.

Le 2 février 1850, à quatre heures du matin, elle fut prise tout à coup d'une violente douleur dans la région iliaque gauche qui s'irradiait vers l'épine dorsale. Cette douleur est comparée par le malade à une morsure de chien ; elle est continue, mais elle s'exaspère par des crises intenses et très-rapprochées. Pendant ces crises la malade est en proie à la plus vive anxiété ; tout son corps se couvre de sueur. La pression n'augmente pas les douleurs abdominales.

Depuis ce matin il y a eu déjà quatre ou cinq vomissements bilieux. Elle n'urine pas et cependant il lui paraît avoir envie d'uriner à chaque instant. Constipation, pouls petit et lent. — Calomel 75 centigrammes. — Cataplasmes sur le ventre, potion antispasmodique laudanisée.

Sous l'influence de ce traitement la douleur se calma dans la journée; dans la nuit elle reparut, mais moins vive et persista jusqu'à cinq heures du soir du lendemain, puis elle se dissipa spontanément et la malade se trouva guérie.

Réflexions. — Les coliques chez cette femme n'offrent pas le même caractère que celles des deux précédents sujets ; elles paraissaient avoir leur siége dans la région iliaque gauche et s'irradiaient jusqu'aux régions rénales ; elles étaient continues et s'exaspéraient par moment sous forme de paroxysme. Les urines et les selles étaient complètement suspendues. On aurait pu les confondre avec les coliques néphrétiques. J'ai donné des soins à un autre malade qui présenta des phénomènes semblables mais beaucoup plus prononcés, en voici l'histoire.

Obs. iv. — Ferrand Hippolyte, de Saint-Martin-des-champs, âgé de 33 ans, d'une bonne constitution, éprouve quelquefois en hiver et cela depuis plus de quinze ans, de la difficulté à uriner, l'urètre est alors brûlant ; ce phénomène se dissipe au fur et à mesure que la miction se fait.

Le 13 septembre 1847, vers quatre heures du matin, il se leva pour uriner, mais il ne le put, et aussitôt des douleurs violentes se déclarèrent dans la région iliaque droite. Il souffrait déjà un peu depuis trois ou quatre jours. La douleur prend son point de départ dans l'aine droite, suit la ligne courbe du bord de l'ischion et va se perdre vers l'épine iliaque antéro-supérieure : elle se montre par accès, sous forme d'élancements et est vraiment atroce au point que le malade se tortille, se plie en deux et pousse des plaintes et des gémissements lamentables.

La verge est en même temps très-douloureuse, la douleur est tantôt superficielle, tantôt profonde, mais pour peu que le malade urine la douleur se calme.

Le testicule droit est rétracté contre l'anneau, les parois abdominales du même côté sont également rétractées. Il lui est impossible d'uriner, et quoiqu'il en ait continuellement envie, il ne peut rendre que quelques gouttes d'urine à la fois, malgré les plus grands efforts. Constipation opiniâtre et cependant envies fréquentes d'aller à la garde-robe. Vomissements bilieux ce matin.

La figure est d'une couleur plombée et très-souffrante; le pouls est très-lent.

Lavement émollient, frictions avec l'eau sédative de Raspail, bain de siége.

Le 17 les douleurs persistent, mais un peu moins vives. Bain tiède, eau de Sedlitz.

L'eau de Sedlitz provoque des selles abondantes et la guérison eut lieu immédiatement après.

Le 8 décembre 1848, même attaque vers quatre heures du matin; l'eau de Sedlitz en triomphe rapidement.

Le 9 juillet 1850, les mêmes phénomènes se reproduisirent et le même purgatif en vint à bout pour la troisième fois.

Le 6 mai 1853, mêmes phénomènes, même traitement, même succès.

Réflexions. — Les coliques dont était atteint ce malade ressemblent singulièrement à la colique néphrétique. La rétraction du testicule, la suspension complète de l'urine, le trajet de la douleur, tout y était pour induire le praticien en erreur. Cependant ce n'était certes pas là la colique néphrétique.

La douleur, en effet, n'avait pas son point de départ dans le rein mais dans l'aîne, et l'urine ne contenait ni sable, ni gravier. Qu'était-ce donc? Je suis enclin à croire que nous avions affaire ici à la névralgie du plexus hypogastrique.

J'appelle l'attention du lecteur sur le traitement de cette

colique par l'eau de Sedlitz. Aussitôt que le ventre devenait libre, que les selles prenaient leur cours, les douleurs disparaissaient aussitôt comme par enchantement, comme cela arrive dans la colique saturnine. On sait, en effet, que dans cette colique les douleurs diminuent dès que les selles commencent à se rétablir.

Obs. v. — La femme Michaud, de la commune de Lugny, âgée de 26 ans, d'une constitution délicate, mère de trois enfants, le 17 septembre 1848, lava la lessive une grande partie de la journée, et le soir elle eut quelques frissons ; dans la nuit elle ressentit quelques coliques qui devinrent de plus en plus intenses, au point que vers quatre heures elles étaient intolérables, et m'envoya querir en toute hâte.

Les douleurs abdominales sont continues, mais elles redoublent de temps en temps d'intensité par de violents élancements.

Il y a un peu de céphalée, des sifflements dans les oreilles, une lassitude douloureuse dans les jambes; la langue est large, jaunâtre, la bouche pâteuse, la soif vive; depuis ce matin, il y a eu cinq selles bilieuses et muqueuses d'une odeur infecte et quelques vomissements d'aliments ingérés ; le ventre est souple, douloureux à la pression, le pouls est petit, faible à 116.

Cette femme a été depuis sept mois atteinte cinq à six fois de coliques semblables, seulement elles n'étaient pas aussi violentes qu'aujourd'hui.

Cataplasmes laudanisés sur le ventre ; lavements laudanisés ; potion antispasmodique laudanisée.

Guérison rapide.

Réflexions. — Les coliques dont était atteinte cette malade ont été précédées de frissons et ne débutèrent pas brusquement ; elles se développèrent petit à petit et n'acquirent une grande intensité qu'au bout de quelques heures ; elles étaient en outre accompagnées de céphalalgie, de courbature et de diarrhée ; la pression, au lieu de les calmer, les exaspérait. Le pouls avait de la fréquence. Tous ces symptômes étaient de nature à faire soupçonner une péritonite commençante. La cause qui les a produites confirmait encore ce diagnostic.

Je me trouvai, je l'avoue, fort embarrassé au lit de cette

malade ; cependant après mure réflexion et surtout à cause
des antécédents (cette femme avait déjà été atteinte plusieurs fois de cette affection dans l'espace de sept mois),
j'opinai pour un diagnostic moins grave; je crus avoir
affaire à une simple entéralgie. J'agis en conséquence et le
succès du traitement employé justifia complètement ma
manière de voir. Sous l'influence des opiacés et des antispasmodiques la guérison ne se fit pas attendre.

Obs. vi. — Une jeune fille âgée de dix ans, de la commune de
Jussy (Cher), fut prise, le 8 janvier 1840, de frissons, d'angine, de
coryza et de coliques intenses. Je la vis pour la première fois le
11. Le coryza et le mal de gorge ont disparu spontanément, les
coliques persistent, elles paraissent quatre à cinq fois par jour ;
alors la malade se tord, se plie en deux, se jette çà et là dans son
lit, pousse des cris et des gémissements ; le ventre est souple et douloureux, la langue est blanche, la soif vive, la bouche amère ; il y
a des nausées fréquentes et de la constipation. Le pouls est petit,
faible à 104. Il y a de la céphalalgie et de la courbature.

Une potion antispasmodique laudanisée, des lavements émollients
et des cataplasmes sur le ventre triomphèrent promptement de la
maladie.

Réflexions. — Ici encore on aurait pu prendre cette
affection pour une inflammation du péritoine ou une entérite comme chez la malade de la précédente observation.
La maladie débuta par des frissons, de la céphalalgie et
une courbature générale ; le pouls était fréquent, il y avait
de la fièvre, et ce n'était cependant qu'une simple entéralgie,
comme le prouva le traitement institué. *Naturam morbo-
rum curatio ostendit.*

Evidemment les symptômes fébriles étaient dus à l'angine et au coryza.

Obs. vii. — La femme d'un boulanger de Sancergues (Cher) appelé
Boussac, âgée de 35 ans, d'une forte constitution, devait être réglée
il y a 8 à 10 jours, mais ses règles n'ont pas paru. Dans la nuit du
7 février 1851, elle fut saisie tout à coup, sans cause connue, de

violentes coliques qui occupaient tout le ventre et durèrent une demi-heure environ. Une heure après, elle eut une seconde crise. La journée qui suivit fut bonne au point que la malade se crut guérie. Mais la nuit suivante, à la même heure que la veille, les coliques reparurent à deux reprises différentes, et chaque crise dura une heure environ.

A 10 heures du matin, troisième crise, et à 8 heures du soir il y en eut une quatrième. Ce fut alors que je fus appelé à lui donner des soins.

Les douleurs abdominales sont vives, atroces, la malade les compare aux tranchées de l'enfantement ; elles partent de l'hypogastre et s'irradient dans tout le ventre, aux reins et aux jambes, et se font particulièrement sentir aux genoux. — Urines rares, nausées, constipation, pouls petit et lent.

Potion antispasmodique laudanisée. — Guérison immédiate.

Réflexions. — Les deux premières fois les coliques se manifestèrent d'une manière périodique et, sans aucun doute. Si j'avais été appelé la veille, j'aurais cru avoir affaire à une entéralgie intermittente ; mais je ne vis la malade que le soir du troisième jour, lorsque déjà une nouvelle crise s'était déclarée dans la matinée et au moment même où elle était en proie à de vives souffrances. Dès-lors toute idée d'intermittence fut écartée et je diagnostiquai une simple entéralgie. Je prescrivis par conséquent une potion antispasmodique opiacée.

Neuf mois après sa colique, cette femme accouchait de son troisième enfant. La conception aurait-elle été ici la cause de l'entéralgie ? nous sommes porté à le croire. Les coliques, en effet, prenaient précisément leur point de départ à l'hypogastre, c'est-à-dire dans la région de l'utérus. Il n'y a d'ailleurs rien d'étonnant que la matrice, devenue le siége d'une congestion par suite de l'acte mystérieux de la conception, ait été prise de névralgie comme cela arrive chez un assez grand nombre de femmes peu de temps avant l'éruption menstruelle, lorsque l'organe commence à se congestionner. D'après cette manière de voir, ce serait donc une utéralgie qui aurait amené l'entéralgie.

Obs. viii. — Un jardinier de Jussy appelé Charrue, âgé de 60 ans, d'un tempérament nerveux, d'une constitution sèche, jouissant d'une bonne santé habituelle, était mal à son aise depuis 7 à 8 jours. Tous les soirs il était pris de légères coliques et enfin aujourd'hui (28 juillet 1850) il fut saisi, vers 7 heures du soir, de véritables tranchées. Les douleurs sont continuelles, mais elles redoublent souvent de violence : la pression ne les augmente pas. Il y a en outre des nausées sans vomissements, de la constipation. La langue est blanche, le pouls petit, faible et sans fréquence.

Potion laud. antispasm., lav. émoll., cataplasmes sur le ventre, infus. de camomille.

26. Amélioration notable ; les coliques persistent, mais elles sont très-légères.

Traitement *ut supra*. Guérison deux ou trois jours après.

Réflexions. — Chez ce malade, les coliques ne se sont pas montrées dans toute leur violence dès le début ; elles furent d'abord faibles, légères et revenant le soir ; ce n'est qu'au bout de 7 à 8 jours qu'elles acquirent une grande intensité.

Obs. ix. — La veuve Pouillou, de Sancergues, 53 ans, tempérament nerveux, endure depuis ce matin (19 mai) des coliques atroces; les douleurs s'irradient à la hanche droite. Pendant les paroxysmes, elle se plie en deux et demeure immobile dans cette position ; il lui est impossible de remuer : des fourmillements lui passent dans tous les membres ; langue blanche, vomissements bilieux, diarrhée, pouls petit et lent.

Une potion antispasmodique laudanisée, des fomentations émollientes et quelques lavements à l'eau de pavots amenèrent une prompte guérison. Le lendemain tout avait disparu.

Réflexions. — Cette observation offre de remarquable l'irradiation des douleurs abdominales à la hanche gauche, les fourmillements dans les membres et la diarrhée qui remplaçait ici la constipation habituelle dans cette affection.

Au moment de ses exacerbations, la malade se pliait en deux ; cette position est si fréquente dans la colique nerveuse qu'elle devient presque un symptôme pathognomonique de cette affection.

Obs. x. — Un cabaretier de Groise, Edme Perrot, âgé de cinquante-six ans, tempérament bilioso-sanguin, bonne constitution, a été pris ce matin à deux heures (3 septembre 1850) de faiblesses d'estomac qui ne tardèrent pas à être suivies de coliques extrêmement vives dans tout le ventre, qui obligeaient le malade à se plier en deux. Ce moyen et la pression sur l'abdomen le calmaient un tant soit peu. La langue est large, blanchâtre, la bouche pâteuse, la soif nulle; il y a des vomissements bilieux et de la constipation. Les urines sont faciles; le pouls est faible à 52. Le malade éprouve constamment un sentiment de faiblesse à la région épigastrique.

Des fomentations émollientes et une potion antispasmodique laudanisée amenèrent la guérison dans l'espace de quelques heures.

Réflexions. — Chez le malade qui fait le sujet de cette observation, les coliques furent précédées et accompagnées de faiblesses d'estomac, il lui semblait qu'il allait s'évanouir à chaque instant. C'est la première fois que j'ai rencontré un tel phénomène. Pendant les exacerbations, le malade se pliait en deux ou se faisait comprimer les parois abdominales; c'était le seul moyen d'apporter quelque soulagement à ses souffrances. La guérison eut lieu en quelques heures sous l'influence des opiacés.

Obs. xi. — Un enfant âgé de quatre ans, d'une bonne constitution, fut surpris brusquement par des coliques qui se dissipèrent promptement dans la journée. On le crut guéri, mais, au bout de cinq à six jours survint une constipation opiniâtre, qui résista aux lavements, aux cataplasmes, au calomel et à l'émétique en lavage. La constipation fut sans coliques pendant les deux premiers jours, au bout de ce temps, les coliques se réveillèrent très-intenses, et chaque crise durait d'une demi-heure à une heure.

Langue blanche, ventre dur; on sent à travers les parois abdominales les matières fécales accumulées dans l'intestin; urines jaunes, mais claires; pouls à 130.

Bain d'une heure, calomel et gomme-gutte. Dans la nuit, il y eut sept à huit selles d'abord très-dures, puis liquides, et enfin mucosanguinolentes. Les douleurs abdominales ont beaucoup diminué, mais elles n'ont pas tout à fait disparu.

Lavements émollients matin et soir, cataplasmes. Guérison au bout de 48 heures.

Réflexions. — Quelle était la nature de l'affection dont était atteint cet enfant? était-elle nerveuse, ou bien les coliques n'étaient-elles que le résultat de l'accumulation des matières fécales dans l'intestin, en d'autres termes était-ce une colique stercorale? A mon avis c'était une entéralgie; les coliques, en effet, se déclarèrent avant la constipation et se montraient sous forme d'accès. Quoi qu'il en soit l'indication d'évacuer l'intestin était évidente et elle fut suivie de guérison.

§ II. *Coliques intermittentes (entéralgie intermittente).*

Obs. xii. — Un agriculteur très-fortement constitué, âgé de **37 ans,** dont la mère est atteinte depuis de longues années de lypémanie, vient me consulter le 26 mars 1850, pour des douleurs abdominales qui lui inspirent, à cause de leur ancienneté, de vives inquiétudes.

Ce sujet a été atteint, à l'âge de 18 ans, de fièvres intermittentes, sous tous les types, qui le tourmentèrent pendant huit mois consécutifs, et pendant les quatre ou cinq années qui suivirent, la fièvre le reprenait tous les ans au mois de mai. Il s'en débarrassait toujours avec une infusion de café.

Maintenant, depuis cinq ans, il est sujet à des coliques sourdes qui se déclarent invariablement tous les matins à 3 heures et durent 5 heures, puis elles se dissipent spontanément. C'est comme si on lui serrait ou plutôt comme si on lui tordait les intestins; elles voyagent dans le ventre accompagnées de borborygmes, et lorsque le malade lâche des vents, il éprouve du soulagement.

Le ventre est souple, la pression provoque une légère douleur dans la fosse iliaque gauche, il lui semble que quelque chose se déplace dans cette région. Pendant les coliques, étant couché, il sent dans cette fosse un gonflement, une tumeur tendre et sensible à la pression, qui se dissipe en se levant; c'est sans contredit une tumeur gazeuse passagère, car j'ai beau explorer la cavité abdominale, je ne la trouve pas.

Ces douleurs inquiètent vivement le malade et le rendent d'une humeur sombre et chagrine; du reste toutes les fonctions s'exécutent normalement, l'appétit est excellent surtout le matin, le soir il est un peu moindre et le malade s'abstient de trop manger, car il a remarqué que les repas trop copieux du soir provoquent plus tôt les coliques qui sont alors plus intenses. Les selles sont régulières, les urines fréquentes et normales.

Son médecin ordinaire lui a prescrit une foule de remèdes, mais toujours sans succès. Il a été prendre deux ans de suite les eaux de Pougues, dont l'influence fut salutaire, puisque les coliques disparurent une partie de l'hiver, mais elles se montrèrent de nouveau au printemps.

Après un examen attentif du malade et une exploration minutieuse de la cavité abdominale, je diagnostiquai une entéralgie intermittente et je rassurai le malade en lui prédisant une guérison certaine. Je lui prescrivis en conséquence un gramme de sulfate de quinine à prendre en une seule fois douze heures avant l'invasion des coliques, qui, au grand étonnement du malade, furent coupées du premier coup, seulement il y eut à l'heure accoutumée un peu de malaise dans le ventre; je fis continuer le sulfate de quinine associé à l'extrait de valériane à la dose de 25 centigrammes par jour pendant vingt-cinq ou trente jours.

Le 4 avril le malade va très-bien, le malaise qu'il éprouvait encore a complètement disparu.

10 avril. La guérison se maintient et la santé se consolide de plus en plus.

Réflexions. — Dans le cas qui précède, le diagnostic ne pouvait être douteux, et cependant la nature de la maladie a été évidemment méconnue pendant cinq ans. Je rapporterai bientôt l'histoire d'une jeune femme atteinte également d'entéralgie périodique, qu'on laissa languir pendant plus de trois ans et que le sulfate de quinine guérit comme par enchantement.

Lorsqu'une maladie existe depuis longtemps et que la santé générale se conserve en très-bon état, le médecin doit immédiatement porter son attention sur le système nerveux et songer à une affection nerveuse qu'il peut toujours guérir ou du moins soulager.

obs. xiii. — Une jeune femme, âgée de 17 ans, d'une constitution très-délicate est sujette, depuis plus de trois ans, à des coliques générales qui reviennent régulièrement tous les deux mois et persistent chaque fois quinze à vingt jours. — Ces coliques se déclarent tous les jours à 3 heures du matin; elles sont extrêmement vives, développent une grande quantité de flatuosités, provoquent six à huit selles liquides, parfois avec tenesme, puis elle disparaissent pour reparaître le lendemain à la même heure.

La cause de cette névralgie serait, d'après la malade, un purgatif drastique pris d'une manière intempestive. Elle a été soumise à un régime lacté et à plusieurs traitements infructueux. Elle réclama mes soins, pour la première fois, le 14 mai 1852. Je ne tardai pas à être fixé et sur la nature de la maladie et sur les indications thérapeutiques. Six décigrammes de sulfate de quinine, pris douze heures avant l'accès, guérirent d'emblée une affection qui paraissait si tenace et qui datait de trois années. — Le sel quinique fut continué pendant quelques jours encore et la santé fut définitivement rétablie dans son type régulier.

Réflexions. — Dans le cas actuel le diagnostic ne pouvait pas être indécis et il fallait en vérité avoir examiné bien légèrement la malade, ou bien être dénué de tout esprit d'observation, pour avoir méconnu pendant si longtemps la nature de la maladie. Je jugeai dès lors inutile et même nuisible de soumettre, comme on l'a fait jusqu'ici, la malade, qui est d'une constitution frêle et délicate, à un régime sévère et peu réparateur. Je fis donc remplacer le régime lacté par un régime tonique, par les viandes grillées, le vin de Bordeaux, etc., et sous l'influence de ce nouveau régime elle ne tarda pas à prendre de la force et de la vigueur; elle est maintenant méconnaissable, tant elle a pris un embonpoint de bon aloi.

ons. xiv. — Potier Justin, âgé de 3 ans et demi, faible de constitution, mais d'une bonne santé habituelle, commença par éprouver, il y a quinze jours, des douleurs sourdes dans le ventre; ces douleurs devinrent de plus en plus intenses et se transformèrent enfin en véritables coliques; elles revêtirent le type intermittent; elles commençaient tous les matins vers dix heures, et persistaient jusqu'à six heures du soir. Depuis trois jours elles ont changé d'heure, elles paraissent maintenant à deux heures après midi et se dissipent dans la soirée vers huit heures. — Dans l'intervalle il y a persistance des douleurs abdominales, mais à un très-léger degré. Leur siége est la région ombilicale, elles sont accompagnées de bâillements et de pandiculations.

Le ventre est souple , insensible à la pression ; il y a constipation ; la figure est pâle, l'appétit est un peu diminué.

Un quart de lavement avec 4 décigr. de sulfate de quinine. Répéter ce lavement pendant cinq à six jours consécutifs.

Guérison rapide.

Réflexions. — Cette observation nous offre un exemple d'entéralgie rémittente ; il n'y avait pas d'apyrexie complète comme chez les malades précédents ; les coliques , en effet, étaient continues , mais elles redoublaient d'intensité à heure fixe ; c'était toujours une affection à quinquina ; aussi fut-elle jugée immédiatement par le premier lavement quinique.

OBS. XV. — Je fus consulté, au mois de février 1848, par le nommé Planchon, de Lugny, âgé de 43 ans, d'un tempérament nerveux et d'une constitution délicate, pour des coliques d'estomac qui se déclarent tous les soirs à cinq heures et durent jusqu'à dix. La douleur lui répond dans le dos et s'irradie aux hypochondres et jusqu'à la région ombilicale. Cette douleur lui fait éprouver la sensation qu'éprouverait un homme auquel on enfoncerait les côtes. Elle est très-aiguë, a lieu par élancements et est intermittente.

Pendant ses accès , le malade est oppressé , il urine souvent et les urines sont jaunes et limpides. Du reste, toutes les fonctions s'exécutent régulièrement. L'appétit est bon , les selles sont régulières, le sommeil profond après l'accès. La pression n'exaspère par la douleur.

J'administrai à ce malade cinq décigr. de sulfate de quinine , mais ce sel n'ayant produit aucun effet , je lui prescrivis une dragée d'arsenic de 1 centigr. qui retarda l'accès de trois heures ; le lendemain il reparut à son heure accoutumée , c'est-à-dire à cinq heures du soir.

12 février. — Sulfate de quinine 0,12 ; le lendemain l'accès manqua. Le malade ne continua pas l'antipériodique et la douleur reparut, mais cette fois elle changea de place, elle se montra à la partie antérieure et latérale de la poitrine , dans les espaces intercostaux ; elle correspondait au milieu du dos et tenait le patient raide comme une barre de fer. Elle revient périodiquement tous les soirs vers six heures, persiste toute la nuit et disparaît vers six heures du matin. Dans la journée, le malade est brisé de fatigue, à cause des souffrances de la nuit.

Lavement avec 75 centigr. de sulfate de quinine, qu'on répétera plusieurs jours de suite.

15. — Le lendemain du premier lavement, l'accès a été moins violent et plus court et la douleur a encore changé de place ; cette fois, elle parut au dos.

Continuer les lavements avec le sulfate de quinine. — Vin de quinquina à l'intérieur.

Quelques jours après, la guérison était accomplie.

Réflexions. — Cette observation est remarquable à plus d'un titre. C'est une gastro-entéralgie que 5 décigrammes de sulfate de quinine ne suffirent point à combattre avec succès. Un granule d'un milligramme d'arsenic retarda l'accès de quelques heures, mais ne l'enraya pas. Je recourus alors de nouveau au sel quinique, mais cette fois à la dose de 12 décigrammes ; l'accès fut dès-lors coupé, et il est probable, si l'antipériodique eût été continué, que la guérison eût été définitive ; mais il n'en fut point ainsi ; la médication fut suspendue aussitôt que l'accès fut jugé, aussi ne tarda-t-il pas à reparaître, mais sur d'autres points. Nous avons ici un exemple de névralgie gastro-intestinale qui, sous l'influence, sans doute, du sulfate de quinine, abandonna son siége primitif pour se reporter sur les nerfs intercostaux et donna naissance à une névralgie intercostale qui conserva le type intermittent de la première affection.

Ce n'est pas tout. Sous l'influence du même agent thérapeutique, la maladie changea de place une troisième fois ; elle se fixa au dos, entre les deux épaules, d'où elle fut enfin chassée sans retour. Cette marche bizarre de la névralgie est fort curieuse. C'est celle du rhumatisme musculaire, et semble, jusqu'à un certain point, donner raison aux auteurs qui regardent ces deux affections comme identiques.

§ III. *Coliques venteuses.*

OBS. XVI. — Tonsiot Henry, domestique, de St-Martin-des-Champs, âgé de 30 ans, d'une bonne constitution, souffrait depuis quelques temps de maux d'estomac , lorsqu'il fut atteint (le 16 janvier 1850) d'une douleur violente dans le ventre et l'épigastre avec des éructations continuelles qui menaçaient de le suffoquer. C'est une douleur contusive ; le malade éprouve la même sensation que si on lui serrait fortement le ventre avec une corde ; la douleur correspond aux reins; elle a lieu par accès , par crises, par exacerbations ; à tout moment il lui semble qu'il va s'évanouir.

Le ventre est développé, sonore à la percussion ; les extrémités sont froides pendant les paroxysmes. Il y a constipation. Le pouls est lent, il bat 48 fois par minute.

Potion anti-venteuse laudanisée. — Infusion de camomille , lavements émollients.

Le lendemain, le malade allait très-bien , il se croyait guéri ; l'appétit était revenu, il prit une soupe ; mais, vers deux heures de l'après-midi , les mêmes phénomènes morbides se renouvellent; les douleurs le tinrent pendant deux ou trois heures , puis elles disparurent pour reparaître plus tard. — Pouls toujours à 48.

Traitement *ut supra*. — Guérison.

Réflexions. — Chez ce malade, les coliques étaient accompagnées d'un développement considérable de gaz qui s'échappaient presque continuellement par le haut sans que le malade éprouvât du soulagement comme cela arrive assez souvent. Le ventre était légèrement ballonné, c'était donc une colique venteuse.

Il importe de tenir compte du développement de flatuosités qui a lieu dans cette variété de coliques, car le traitement doit être modifié. Aux antispasmodiques et aux opiacés il faut adjoindre les carminatifs et les aromatiques.

Je signale ici au lecteur la nature contusive ou plutôt *constrictive* des douleurs abdominales qu'éprouvait ce malade. J'ai eu occasion plusieurs fois de vérifier ce même phénomène dans la colique venteuse. Le pouls était ici d'une lenteur remarquable, bien au-dessous de son rhythme normal, puisqu'il ne battait que 48 fois par minute.

Un autre phénomène digne de remarque que présenta ce malade, c'est la fréquence des éructations, qui était telle que la respiration était gênée d'une manière notable. J'avais déjà observé ce phénomène à un très-haut degré chez une vieille femme de Précy; les éructations se succédaient sans interruption, au point qu'il y avait pour la malade impossibilité de boire et de manger.

OBS. XVII. — Femme Louart, de la commune de Jussy, 57 ans, mère de six enfants, tempérament nerveux, constitution délicate, sujette périodiquement, une fois par mois, à la migraine. — Malade depuis quatre jours.

Le 25 avril 1848, elle fut prise de coliques intenses à l'épigastre, et dans le ventre autour du nombril avec de fréquentes éructations. Elle me fit mander le 29, je la trouvai dans l'état suivant :

Douleurs abdominales intenses s'irradiant de l'épigastre à tout le ventre, aux reins et aux quatre membres : ceux-ci sont en même temps le siége de fourmillement et d'engourdissement.

Les douleurs sont lancinantes et ont lieu par accès ; la malade les compare aux douleurs de l'enfantement ; elles sont accompagnées d'éructations extrêmement fréquentes et abondantes, ainsi que de borborygmes, mais la malade ne lache pas de vents par le bas. La langue est naturelle, la bouche amère, la soif vive; constipation, pouls petit, fréquent à 115 ; céphalalgie, sommeil troublé par des rêves pénibles, réveil en sursaut et en peur, lassitude.

Potion antispasmodique opiacée à prendre par cuillerées ; infusion de camomille, lavement émollient,

30. — Amélioration. — Traitement *ut supra*. — Guérison.

Réflexions. — Le diagnostic n'était pas ici facile à établir. On aurait très-bien pu croire que cette malade était atteinte d'une péritonite aiguë. Les symptômes généraux étaient de nature à faire naître cette supposition ; en effet, il y avait réaction, le pouls était petit, faible, fréquent ; il y avait de la céphalalgie, de l'insomnie, irradiation des douleurs aux membres, constipation, etc. Symptômes qu'on rencontre presque toujours dans la phlegmasie aiguë du péritoine ; il n'y manquait, pour rendre le tableau complet, que les vomissements bilieux. J'avoue franchement que mon esprit resta longtemps indécis entre une péritonite, une entérite et une simple colique. Ce qui me mit sur la voie de la vérité, c'est l'insensibilité du ventre à la pression, et l'aspect, la physionomie du sujet. Il est un bon nombre de maladies qui sont écrites sur le front des malades. Le praticien ne saurait donc jamais trop explorer cette noble partie du corps humain, qui est souvent le miroir fidèle d'une foule de souffrances tant physiques que morales. C'est d'après ces considérations que je me décidai pour les antispasmodiques, les opiacés et les carminatifs. Ainsi, je l'avoue, j'étais loin toutefois d'être parfaitement rassuré sur la certitude de mon diagnostic. C'est pourquoi je recommandai vivement aux parents de la malade de venir sans faute le lendemain matin me donner de ses nouvelles. Les nouvelles furent bonnes ; il y avait du mieux, je fis continuer le même traitement, et la guérison ne tarda pas à avoir lieu. C'était donc bien réellement à une colique venteuse avec des symptômes réactionnels que nous avions affaire ici. S'il en avait été autrement, il est évident que le traitement employé n'aurait pas été couronné d'un si prompt succès.

L'exemple suivant est un nouvel exemple de colique venteuse avec des symptômes de réaction.

obs. xviii. — La veuve Forceau, de la commune de Garigny, âgée de 55 ans, mère de cinq enfants, d'un tempérament nerveux , d'une constitution sèche, est sujette depuis longtemps à des maux d'estomac, à des palpitations et à une toux habituelle. Elle est maintenant malade depuis cinq jours ; la maladie a débuté par des coliques intenses ; je prescrivis à cette malade , sans la voir, une tisane stibiée et une potion antispasmodique opiacée. La tisane a provoqué des vomissements et la potion a très-peu calmé les coliques. Depuis elle vomit toujours ; la nuit qui vient de s'écouler a été très-mauvaise ; les coliques étaient intenses, les extrémités froides et le pouls était, m'a-t-on assuré, absent.

Aujourd'hui, 11 août 1848, cinquième jour de maladie, je trouve la malade dans l'état suivant :

Le ventre est le siége de coliques violentes qui ont lieu par crises ; il est très-tendu, douloureux à la pression et sonore à la percussion. Lorsque la malade lâche des vents, soit par le haut, soit par le bas, elle éprouve un grand soulagement. Aujourd'hui il y a eu trois évacuations alvines liquides et plusieurs vomissements de bile verte et

épaisse. La langue est jaune, humide, la bouche pâteuse, la soif vive;
il y a anorexie, le pouls est faible à 100 pulsations.

Potion antispasmodique opiacée. — Infusion d'anis. — Lavement
avec l'infusion de camomille.

Guérison rapide.

Réflexions. — Cette observation a beaucoup de ressemblance avec la précédente ; les coliques étaient accompagnées de symptômes réactionnels assez intenses ; et c'était
cependant d'une colique venteuse qu'il s'agissait. De quel
autre nom, en effet, appeler une maladie caractérisée par
des coliques intenses avec développement de gaz, et qui
cède promptement aux narcotiques et aux carminatifs ?

L'état fébrile n'altère en rien, ce me semble, la nature
de la maladie. Quoi d'étonnant que la violence de la douleur donne lieu à des symptômes réactionnels ?

OBS. XIX. — Lejuge, de Lugny (Cher), 65 ans, tempérament nerveux, atteint d'un catarrhe pulmonaire chronique, a déjà éprouvé
plusieurs fois des coliques gazeuzes intenses.

Hier vers midi (10 septembre 1850), il ressentit d'abord de légères
douleurs abdominales qui augmentèrent avec rapidité et acquirent en
peu de temps une grande intensité. C'étaient des tranchées intolérables qui tourmentèrent le malade toute la nuit; le ventre se météo-
risa, les selles se supprimèrent; il y eut plusieurs vomissements
bilieux ; point de fièvre.

Ce matin, 11, à mon arrivée, les coliques s'étaient apaisées d'une
manière notable. Je prescrivis sur le champ une potion antispasmodique laudanisée. Une infusion de camomille, des lavements de même
nature et les coliques ne tardèrent pas à disparaître entièrement.

Réflexions. — Nous avons ici un exemple de colique
nerveuse bien tranché. Ce n'est pas la première fois que ce
sujet est atteint de cette affection ; elle s'est déjà renouvelée
cinq fois dans l'espace de cinq ans ; elle a toujours été
combattue avec succès par les antispasmodiques, les
opiacés et les carminatifs. Cette fois, lors de mon arrivée,
les coliques s'étaient calmées spontanément, et ce n'est que
dans la prévoyance d'une seconde atteinte, et aussi parce

que les douleurs n'étaient pas entièrement disparues que j'ordonnai le remède accoutumé.

obs. xx. — Fleurier François, de Lugny, 42 ans, tempérament nerveux, constitution délicate, sujet aux coliques depuis l'âge de 7 ans, et, depuis douze ans environ, lorsqu'il fait quelque excès, en vin surtout, il ressent des douleurs sourdes dans le bas-ventre qui suppriment complètement les selles et les urines et provoquent des vomissements muqueux. Ces crises n'avaient lieu d'abord que de loin en loin, tous les trois ou quatre mois, par exemple, puis elles se sont toujours de plus en plus rapprochées, au point qu'aujourd'hui (et cela depuis cinq ou six mois) elles se manifestent tous les huit ou quinze jours et parfois deux ou trois fois par semaine.

Les douleurs se déclarent constamment pendant la nuit au réveil ; le malade est pris alors d'éructations, puis des vomissements glaireux ne tardent pas à survenir. Le ventre devient douloureux à partir du nombril jusqu'à sa partie inférieure ; c'est une douleur obtuse qui provoque impérieusement des vomissements. Cette douleur le tient ordinairement pendant 24 heures, et durant tout ce temps les vomissements sont presque continuels ; il y a aussi hoquet ; les selles et les urines sont supprimées, et les matières fécales que le malade rend après ses crises sont cuites et très-dures, lors même qu'il y aurait eu diarrhée auparavant. La palpation détermine dans le ventre des borborygmes : lorsque ceux-ci se produisent spontanément, c'est un bon signe ; dès lors il se fait une véritable explosion de gaz par le haut et par le bas et les coliques se dissipent. Les borborygmes indiquent donc la fin du paroxysme.

Pendant la durée de ces phénomènes morbides les extrémités sont froides et la figure est d'une pâleur mortelle.

Les carminatifs, les anti-spasmodiques et les opiacés soulagent toujours le malade, mais souvent la crise se dissipe sans le secours de l'art.

Réflexions. — Cette observation est intéressante à plus d'un titre. Nous avons ici un malade éminemment prédisposé aux coliques ; celles-ci l'assiégent depuis l'âge de sept ans et elles ont toujours été en augmentant. Les douleurs ne sont pas, chez ce sujet, aiguës, par tranchées comme chez les autres dont nous avons relaté l'histoire, elles sont obtuses, et donnent toujours lieu à des vomissements, tandis que les selles et les urines sont tout à fait supprimées. Une chose digne de remarque, c'est le débordement de gaz qui a lieu par le haut et par le bas lorsque le paroxysme veut se terminer. Ce débordement est constamment annoncé par des borborygmes spontanés.

Lorsque les vents ne s'échappent que par la bouche, les douleurs persistent; il faut que leur issue se fasse par les deux bouts pour qu'elle soit salutaire. L'introduction d'une sonde par le rectum pourrait peut-être abréger le paroxysme.

Ce malade a succombé plus tard à un diabète.

OBS. XXI. — Lainé, fermier à Chaumasson, commune de Charentonnay, 57 ans, tempérament nerveux, bonne constitution, fut pris soudainement, il y a six jours, de coliques intenses qui durèrent vingt-quatre heures; pendant ce temps les urines étaient brûlantes; le lendemain et le surlendemain il allait mieux, il n'éprouvait plus que de très-légères douleurs abdominales, mais les trois jours qui suivirent les coliques se renouvelèrent avec une très-grande violence.

Je fus appelé le 25 juillet 1850; je trouvai le malade dans l'état suivant : ventre tendu, douloureux à la pression, sonore à la percussion, borborygmes fréquents, plusieurs vomissements de matières aqueuses hier et avant hier, pas d'évacuations alvines depuis trois ou quatre jours; urines brûlantes. Lorsque le malade lâche des vents, il éprouve un grand soulagement. — Pouls normal.

Potion anti-venteuse laudanisée, infusion et lavement de camomille. Guérison peu de jours après.

Réflexions. — Cette observation nous offre un exemple de colique venteuse simple, dégagée de toute complication. Le malade ne présentait de remarquable que la sensation de brûlure que produisait l'urine à travers son passage dans l'urètre.

OBS. XXII. — Gouvernel (Pierre), de Saucergues (Cher), 52 ans, tempérament nerveux, constitution délicate; depuis cinq à six mois, ses fonctions digestives sont dérangées; il y a tantôt diarrhée, tantôt constipation, les digestions sont pénibles et laborieuses, l'appétit est nul.

Hier matin (30 août 1852) il commença à ressentir des douleurs abdominales continues qui redoublaient souvent d'intensité ; elles revenaient sous formes de tranchées ; la pression ne les exaspérait pas ; le ventre était ballonné et sonore à la percussion ; pas de selles depuis hier ; bouche amère, langue blanchâtre, aigreurs d'estomac ; pouls à 62.

Potion antispasmodique laudanisée. — Fomentation sur le ventre avec la décoction de pavots. — Lavements émollients. — Magnésie calcinée et cannelle par la bouche. — Guérison rapide.

Réflexions. — Il y avait depuis longtemps chez ce malade une dyspepsie qui a toujours été négligée : c'est à la suite de cette affection que s'est développée la colique nerveuse ; un traitement approprié jugea l'une et l'autre maladie.

La dyspepsie reconnaissait sans doute pour cause une nourriture insuffisante, malsaine et une habitation très-insalubre ; toute la famille n'occupe qu'une pièce sale, humide, obscure et mal aérée. Ces causes permanentes d'insalubrité exercent leur funeste influence sur tous les membres de la famille au nombre de quatre ; tous portent empreint sur le front le triste résultat de ces causes débilitantes ; ils sont jaunes, étiolés et rabougris. Maintes fois j'ai donné à ce malade le conseil de se faire bâtir une maison plus salubre et plus spacieuse, et de se nourrir lui et les siens d'une manière plus confortable, car ce malade est un des plus riches propriétaires de notre bourg ; mais hélas j'ai toujours prêché dans le désert :

Auri sacra fames quid non mortalia pectora cogis.

OBS. XXIII. — Veuve Borderon (Marie), de Charentonnay (Cher), 60 ans, tempérament sanguin, mère de dix enfants, ayant eu trois fausses-couches, atteinte depuis plus d'un an d'un prurigo à la partie interne des bras, des cuisses et des jambes. La menstruation a cessé chez elle depuis cinq ans. Dans la matinée du 17 juin 1850 elle fut prise de coliques intenses. Elles ont lieu par exacerbations, et dans les intervalles les douleurs sont sourdes. La malade compare ses douleurs à la sensation que ferait éprouver une corde qu'on serrerait fortement autour de son ventre ; éructations fréquentes qui la soulagent

pour quelques instants ; pas de flatuosités par l'anus ; nausées et vomissements fréquents des matières ingérées ; constipation. La palpation
provoque de vives douleurs dans le bas-ventre qui est tendu. Pouls
normal à 74.

Dans la journée, vers midi, la malade se prit à frissonner et à
trembler pendant deux heures ; une chaleur intense succéda aux
frissons et aux tremblements ; ceux-ci ont été précédés de bâillements
et de pandiculations ; il n'y eut ni sueur ni soif.

A ma visite, le 18 juin, il y a un peu d'oppression ; la respiration est à 52 ; la malade est en proie à des coliques très-vives.

Potion anti-venteuse laudanisée, lavements et fomentations émollientes, infusion de camomille. — Guérison rapide.

Réflexions. — Nous avons vu que généralement la
pression sur le ventre soulage les coliques nerveuses ou
que du moins elle n'augmente pas les douleurs ; chez le
sujet de cette observation c'est le contraire qui eut lieu ;
la palpation provoquait des douleurs très-vives dans la
moitié inférieure de l'abdomen.

Les frissons et les tremblements, précédés de bâillements
et de pandiculations, et suivis de chaleur qui se manifestèrent chez ce sujet au milieu de ses coliques, ne sont pas
non plus des phénomènes ordinaires dans cette maladie.

OBS. XXIV. — Etienne Berger, couvreur à Sancergues (Cher), 45
ans ; tempérament nerveux, constitution sèche ; adonné au vin et aux
liqueurs fortes, a passé toute la semaine dernière à boire ; dans la
nuit qui vient de s'écouler, étant très-altéré par suite de ses excès,
il but une très-grande quantité d'eau froide, et le lendemain, à la
pointe du jour (17 juin 1852), il fut pris tout à coup de coliques
intenses avec de fréquents renvois ; c'est comme si on le serrait
très-fortement autour du ventre avec une corde ; ce sont ses expres-
sions. Les coliques reviennent par crises pendant lesquelles des gaz
se développent en abondance et menacent d'étouffer le malade. Le
ventre est tendu et très-sonore à la percussion ; il y a constipation,
les urines sont rares. Pas de fièvre.

Sous l'influence d'une potion anti-venteuse laudanisée, de fomentations narcotiques sur le ventre, de lavements émollients et de pédi-
luves irritants, la guérison s'opéra rapidement ; le lendemain le malade était parfaitement rétabli.

Réflexions. — La cause de la colique est ici évidente. Ce sont les excès de boisson et surtout la grande quantité d'eau froide ingérée pour étancher la soif ardente dont le malade était dévoré. Comme chez plusieurs sujets observés par nous, les coliques étaient *constrictives*, si je puis m'exprimer ainsi, c'est-à-dire qu'elles produisaient la sensation d'un serrement, d'une constriction autour du ventre. Je n'ai rencontré ce caractère que dans les coliques venteuses, et jamais dans celles qui ne sont point accompagnées de flatuosités. Je ne veux point inférer par là que ce caractère est constant; loin de là, les coliques venteuses se montrent souvent sous forme de tranchées aiguës; je tiens seulement à constater que je l'ai remarqué plusieurs fois dans la colique flatulente et jamais dans la sèche, et je crois utile de le signaler à l'attention des praticiens, car le moindre phénomène morbide peut avoir son importance en médecine.

OBS. XXV. — Jean Michaud, de Sancergues, 84 ans, tempérament nerveux, constitution sèche, d'une bonne santé habituelle.

Ce matin (8 novembre 1847) en se levant, ce sujet fut pris de coliques assez violentes qui se calmèrent un peu dans le courant de la journée. Le malade prit alors une soupe et aussitôt les coliques se réveillèrent plus vives que jamais; et ce soir, vers 8 heures, elles sont très-intenses, au point d'arracher des cris au malade; elles ont lieu par accès. Le ventre est tendu et très-douloureux à la pression; par la percussion on en tire un son exagéré; le malade expulse fréquemment des gaz par le haut et par le bas; pas de vomissements, une selle aujourd'hui; pas de fièvre.

Potion anti-venteuse laudanisée. Infusion de camomille.

Le 9, les coliques persistent, le ventre est toujours tendu, douloureux à la pression et sonore à la percussion; éructations fréquentes. Pouls petit, filiforme à 112.

Potion stibiée, infusion de semences d'anis. — Guérison après des vomissements et des selles nombreuses.

Réflexions. — Cette observation est intéressante par l'âge avancé du malade, car on sait que les vieillards, suivant les auteurs, sont constamment à l'abri des coliques flatulentes. C'est là une opinion trop absolue, car nous avons eu occasion de traiter plusieurs sexagénaires atteints de cette affection. Chez le malade qui fait le sujet de cette observation, les antispasmodiques, les opiacés et les carminatifs ont complètement échoué contre leur ordinaire. La guérison n'a été obtenue qu'à la suite des vomissements et des évacuations alvines provoqués par une potion stibiée.

ons. xxvi. — Une jardinière de Sancergues, la femme Montor, âgée de 50 ans, adonnée au vin et à l'eau-de-vie, malheureuse en ménage, fut atteinte, dans la matinée du 9 novembre 1848, de coliques qui se renouvelèrent souvent dans le courant de la journée ; elles étaient *constrictives*. Pendant les paroxysmes la malade se pliait en deux et poussait des cris perçants.

A ma visite, qui eut lieu le 10 à 9 heures du soir, le ventre est tendu, sonore à la percussion, insensible à la pression ; les paroxysmes se renouvellent très-souvent ; il y a des borborygmes ; on entend une espèce de roulement dans le ventre ; lorsque la malade lâche des vents elle se trouve soulagée ; nausées sans vomissements, langue normale, soif ardente, point de fièvre.

Potion anti-venteuse laudanisée, fomentations narcotiques sur le ventre. — La nuit fut très-bonne et le lendemain guérison.

Réflexions. — Cette observation nous offre encore un exemple d'une colique venteuse reconnaissant très-probablement pour cause les excès de boisson auxquels se livrait fréquemment la malade. La colique avait chez cette malade le caractère que nous avons déjà signalé, elle était *constrictive*.

Sous l'influence des narcotiques et des antispasmodiques la guérison s'opéra avec une étonnante rapidité ; en moins de quelques heures tout avait disparu.

On ne pourra assurément pas attribuer cette guérison aux effets de l'organisme, car au moment où je fis avaler à la malade deux ou trois cuillerées, coup sur coup, de la potion, elle était en proie à une violente crise, et dès lors celles qui succédèrent furent de moins en moins intenses et finirent pas se dissiper complètement. C'est donc à la médication employée qu'on doit attribuer la guérison.

OBS. XXVII. — Tommereau Jacques, jardinier à Grimonville, commune de Feux (Cher), 31 ans, tempérament nerveux, constitution délicate, d'une bonne santé habituelle, fut pris, dans la soirée du 17 septembre 1849, après avoir eu chaud et froid, de fortes coliques. Le lendemain je le trouvai dans l'état suivant :

Les coliques persistent toujours aussi intenses que la veille ; elles sont *constrictives*, c'est-à-dire comparables à la sensation produite par une corde serrée autour du ventre ; en outre sensation d'une barre de fer sur la région épigastrique.

Les traits sont grippés, contractés pendant les crises. Anorexie, bouche amère, pâteuse, deux vomissements bilieux ce matin, cercle jaune autour des lèvres, borborygmes et éructations fréquentes avec expulsion de gaz par le bas, constipation ; pas de fièvre.

Ipécacuanha 1 gramme à prendre en deux fois ; fomentations narcotiques ; lavements émollients ; infusion de camomille.

L'ipéca a produit des vomissements bilieux et la guérison fut rapide.

Réflexions. — Le malade éprouvait un sentiment de pesanteur à l'estomac ; c'est, disait-il, comme s'il avait eu une barre de fer sur cette région, la bouche était amère ; il y avait des vomissements de bile et du dégoût pour les aliments ; le pourtour des lèvres et des ailes du nez offrait une teinte jaune. Tous ces symptômes indiquaient un embarras des premières voies. C'est pourquoi j'administrai au malade la racine brésilienne qui décida d'abondants vomissements bilieux, et ramena promptement l'organisme à son type régulier.

Les antispasmodiques et les opiacés n'ont pas été nécessaires chez ce malade. Evidemment la cause première des coliques était chez lui l'embarras gastro-intestinal.

COLIQUE NERVEUSE.

Comme nous l'avons déjà dit, la plus grande confusion règne encore dans l'histoire des Coliques. Nous allons essayer de tracer le plus complètement qu'il nous sera donné de le faire, le tableau de cette maladie, d'après les observations que nous avons recueillies dans le cours de notre pratique rurale. En comparant notre description avec celle tracée par les auteurs, le lecteur se demandera peut-être si c'est bien là la même maladie ; moi-même je l'ignore. Je sais seulement que les malades, au nombre de 36, qui se sont présentés à mon observation, étaient tous atteints de la même affection, car ils offraient tous les mêmes phénomènes morbides ; tous ont guéri rapidement sous l'influence des mêmes moyens thérapeutiques.

§. I. *Définition.*

Nous appelons coliques des douleurs névralgiques intestinales (entéralgie), s'exaspérant ou non par la pression et paraissant sous forme de paroxysmes. Leur intensité est telle que les malades, même les plus endurcis, les plus stoïques ne peuvent s'empêcher de pousser des cris et des gémissements.

§ II. *Étiologie. — Causes prédisposantes.*

Sexe. — Les hommes sont plus sujets aux coliques que

les femmes. Parmi mes malades 25 appartiennent au sexe masculin et 11 seulement au sexe féminin.

Tempérament. — De tous les tempéraments celui qui prédispose le plus aux coliques est évidemment, d'après mes observations, le tempérament nerveux (20 sur 36); vient ensuite le tempérament sanguin (6 sur 36). Les tempéraments bilieux et lymphatique fournissent un très-faible contingent. La faiblesse de la constitution est également une cause prédisposante.

Ages. — Les enfants et les vieillards, comme l'a déjà observé Segond, qui exerçait au Sénégal, ne sont presque jamais atteints de coliques nerveuses (*Essai sur la névralgie du grand sympathique.* — Paris, 1837). Nos observations confirment celles du docteur Segond, comme le prouve le tableau suivant :

2 malades étaient âgés de	. .	4 ans.
4 — —	de 10 à 20	
3 — —	de 20 à 30	
9 — —	de 30 à 40	
7 — —	de 40 à 50	
8 — —	de 50 à 60	
2 — —	de 60 à 70	
1 — —	de 84	

Ainsi, comme on le voit, d'après ce tableau, les coliques se déclarent le plus ordinairement sur les sujets âgés de 30 à 60 ans et encore n'en ai-je rencontré que deux qui fussent âgés de 60 ans et un de 84.

Saisons. — Nous avons observé des coliques dans toutes les saisons, mais c'est pendant le troisième trimestre de l'année qu'elles ont été plus fréquentes ; vient ensuite le quatrième trimestre, puis le deuxième et enfin le premier, comme le démontre le tableau suivant :

Le mois de janvier nous a fourni			2		
—	février	—	—	3	7 malades.
—	mars	—	—	2	
—	avril	—	—	1	
—	mai	—	—	2	8 —
—	juin	—	—	5	
—	juillet	—	—	3	
—	août	—	—	5	12 —
—	septembre —	—	4		
—	octobre	—	—	4	
—	novembre	—	—	4	9 —
—	décembre	—	—	1	

Causes occasionnelles. — Suivant M. Segond, l'action d'un vent frais sur la peau et les variations atmosphériques jouent un grand rôle dans la production des coliques, au point que sans ces variations elles ne se produiraient pas. Cette proposition, vraie jusqu'à un certain point pour les paysans qui font le sujet de mes observations, lesquels, comme on sait, sont sans cesse exposés à toutes les intempéries des saisons et à tous les changements brusques de température, cette proposition, dis-je me semble trop exclusive, car les femmes qui, au nombre de onze, ont été atteintes de coliques, vaquaient exclusivement aux soins paisibles du ménage et ne s'étaient jamais exposées en plein champ à l'action brusque d'un vent frais. Cette proposition a donc besoin d'être modifiée et, tout en reconnaissant une grande influence aux variations atmosphériques, elles ne sont pas la cause *sine qua non* des coliques, d'autres circonstances pouvant également leur donner naissance. Ainsi la malade de la Ve obs. fut atteinte de coliques au milieu de la nuit après avoir lavé la lessive dans la journée précédente et par conséquent après s'être mouillée plus ou moins fortement; chez la malade de l'obs. VII les coliques reconnaissent très-probablement pour cause un commencement de grossesse. La malade de la XIIIe obs. est persuadée que la cause de sa maladie est un purgatif drastique. Chez les sujets des XIVe et XVIe obs. les coliques ont été produites évidemment par des excès de boisson, ou du moins chez le premier de ces deux malades, par la grande quantité d'eau fraîche qu'il ingéra pour étancher la soif dont il était dévoré à la suite de ses excès de vin et de liqueurs fortes ; un autre de mes malades les attribue à un excès de nourriture, un autre à des privation, un seul (obs. XXVII) à une transition brusque du chaud au froid. Pour tous les autres les causes sont demeurées inconnues.

Le vin, le cidre, les fruits acerbes, les boissons glacées, etc., ont été accusés par plusieurs auteurs de donner la colique au point de désigner la maladie sous le nom de *colique végétale.* — Ce sont là des assertions qui ont besoin d'être confirmées.

Récidives. — J'ai vu plusieurs malades qui étaient sujets à la colique nerveuse. Chez quelques-uns d'entre eux (obs. XIX et XX) elle revenait d'une manière irrégulière ; chez un autre (obs. IV) elle se montrait habituellement une fois tous les ans.

§ III. *Symptômatologie.*

Chez la plupart de nos malades les coliques ont débuté d'une manière brusque et instantanée et avec une grande intensité ; chez quatre (obs. VIII et XIV), elles furent précédées d'un malaise dans le ventre, de lassitude et d'anorexie ; chez la malade de la XVIIIe obs., de malaise d'estomac, et chez celle de la Xe, de faiblesses épigastriques, chez un autre malade (obs. XVI) de maux d'estomac, chez le sujet de la XXIIe obs. d'alternatives de diarrhée et de constipation, de digestions pénibles, laborieuses, et chez plusieurs autres enfin d'une constipation plus ou moins opiniâtre.

Le sujet de la VIᵉ obs. éprouva d'abord une rétention d'urine qui fut bientôt suivie de coliques. Chez la malade de la VIᵉ obs. la scène fut ouverte par des frissons, une angine et un coryza, mais très-probablement ces affections étaient indépendantes des coliques ; enfin chez un malade dont je n'ai pas rapporté l'histoire, les coliques ont été précédées de vomissements.

Après quelques minutes, quelques heures, quelques jours de cet état morbide et la plupart du temps sans aucun signe précurseur, les coliques se déclarent. Elles consistent dans des douleurs mobiles, exacerbantes, revenant à des intervalles plus ou moins longs, souvent très-courts et occupant une grande étendue de l'abdomen. Leur intensité est variable mais ordinairement intense ; l'agitation est souvent alors continuelle, l'anxiété profonde et les malades ne savent quelle position prendre ; tantôt ils se plient en deux, tantôt ils se couchent sur le ventre ou ils compriment cette région avec leurs mains, d'autres fois ils sortent du lit pour chercher une position commode, d'autres fois enfin ils n'osent remuer de crainte d'exaspérer leurs souffrances.

Leurs traits sont profondément altérés, leurs yeux tristes et abattus expriment la souffrance, l'effroi et une grande inquiétude physique et morale.

La face est souvent voilée d'une légère teinte jaune, d'autres fois elle est d'une pâleur mate et plombée. Trois ou quatre fois j'ai trouvé les extrémités froides, une autre fois enfin le malade accusait un sentiment général de froid.

Les douleurs varient de caractère chez les différents sujets. Elles sont tantôt contusives, tantôt *constritives*, c'est-à-dire que les malades se plaignent de douleurs semblables à celles que pourrait exciter une corde qui les serrerait fortement. Ce caractère se remarque surtout dans la colique venteuse ; d'autres fois elles se manifestent sous forme d'élancements ; quelquefois enfin les malades les comparent à la sensation que produirait une morsure ou une brûlure. Leur siége principal est ordinairement entre le nombril et le creux épigastrique, c'est-à-dire dans le trajet du colon transverse et les hypochondres ; elles se propagent parfois dans tout le ventre. Une fois leur point de départ était le flanc gauche, une autre fois l'épigastre ; chez le malade de la IVe obs. c'était l'aîne droite.

Les douleurs ne restent pas toujours bornées à l'abdomen, elles s'étendent quelquefois aux membres inférieurs, d'autres fois à la hanche droite seulement (obs. IX); chez trois sujets elles s'irradiaient aux quatre membres et enfin chez deux autres les paroxysmes étaient accompagnés de fourmillements dans les bras et les jambes. Jamais je n'ai observé de crampes.

Les coliques peuvent se borner aux points affectés, mais souvent elles sont générales, ou du moins on remarque un certain degré de tension et d'engourdissement, même dans les points de l'abdomen qui ne sont pas le siége de vives douleurs.

Comme nous l'avons déjà dit, les coliques ont lieu par crises, par accès, par exacerbations : mais il ne faut pas croire que dans l'intervalle les malades soient absolument sans éprouver quelques douleurs ; celles-ci existent presque toujours, mais ce sont des douleurs sourdes qui occupent tout le ventre et que le malade, habitué qu'il est aux violentes tranchées dont nous avons parlé, supporte sans se plaindre.

Suivant les auteurs, la pression même la plus forte n'augmente pas les douleurs abdominales ; j'ai vu cependant des malades chez lesquels la pression la plus légère les exaspérait fortement et cela particulièrement pendant les paroxysmes, d'autres fois, au contraire, elle les calme.

Le ventre est ordinairement dur, tendu, plus ou moins ballonné et sonore à la percussion, lorqu'il y a dégagement de gaz. Une fois la percussion sur la fosse iliaque droite donnait un son aqueux et la palpation provoquait du gargouillement ; souvent les malades accusent des borborygmes. J'ai trouvé quelquefois le ventre rétracté, mais jamais au point d'être collé au rachis, comme le disent les auteurs.

La constipation est très-fréquente, elle est ordinairement opiniâtre. Deux fois les malades avaient de fréquentes envies d'aller à la garderobe sans pouvoir cependant y satisfaire. Trois fois il y avait un peu de diarrhée, deux fois les selles étaient régulières.

La langue est ordinairement blanche, quelquefois jaune. deux fois elle était sèche et trois fois normale.

La bouche est souvent amère ou pâteuse, l'appétit nul ; fréquemment les malades sont incommodés par des éructations fréquentes et nombreuses suivies parfois de nausées et de vomissements soit bilieux, soit glaireux, soit alimentaires.

Le hoquet a été observé deux fois. Les flatuosités sont fréquentes et communément elles procurent, par leur éruption, du soulagement aux malades. Dix fois la soif était vive, dix fois nulle et les autres fois normale.

L'émission des urines est, suivant les auteurs, rare, très-peu abondante, souvent pénible ; on observe même quelquefois *un véritable tenesme* vésical ; nous avons remarqué une fois ce dernier phénomène ; le malade avait des envies fréquentes d'uriner sans pouvoir les satisfaire. Deux ou trois fois la miction était douloureuse, brûlante (obs. XXI et IV) ; une autre fois il y avait une rétention complète. Quant à leur couleur, les urines sont tantôt claires et limpides, tantôt troubles et épaisses.

Du côté des organes respiratoires j'ai observé plusieurs fois de l'oppression, de la dyspnée pendant les paroxysmes.

Le pouls est variable. Je l'ai trouvé lent, fréquent, petit, faible, mais toujours régulier.

Du côté des centres nerveux je n'ai jamais observé ces phénomènes graves cités par les auteurs, tels que l'amaurose, la surdité, le délire, les convulsions épileptiformes, l'amyosthénie, etc., etc. Une fois seulement j'ai remarqué des tremblements et le malade me disait qu'il pressentait comme des convulsions qui ne se sont cependant pas déclarées. J'ai , par contre, observé des bâillements, des pandiculations (obs. XXIII) ; de la céphalalgie chez sept malades, des bourdonnements d'oreilles chez trois et de l'insomnie chez plusieurs ; chez un autre le sommeil survenait dans les intervalles des crises, mais le réveil était pénible et douloureux ; chez cinq autres sujets l'assoupissement qui se manifestait dans les moments de calme, était troublé par des rêves effrayants.

Jamais je n'ai vu les coliques passer à l'état chronique.

§ IV. *Marche, durée, terminaison.*

La marche de la maladie a lieu par accès, par exacerbations ; dans les intervalles des douleurs sourdes persistent ordinairement, mais quelquefois la diminution des symptômes est si grande qu'on croirait volontiers à une convalescence, si l'apparition d'une nouvelle attaque ne venait prouver le contraire et avertir le médecin qu'il faut agir (obs. III et VII).

La marche des coliques est quelquefois intermittente, elles se montrent d'une manière périodique et dans les intervalles les malades n'éprouvent aucun phénomène morbide apparent (obs. XXII, XXIII, XXIV, XXV).

Chez la malade de la XIIIe obs. les coliques venaient régulièrement tous les deux mois, depuis deux ans, persistaient deux ou trois semaines, puis elles se dissipaient spontanément ; je dis spontanément, car le traitement qu'on lui faisait suivre était irrationnel et n'influait en rien sur la disparition de la maladie ; mais dès qu'on leur a opposé une médication appropriée les coliques ont cessé dans les vingt-quatre heures et n'ont plus reparu. La guérison a été radicale et définitive.

Cette affection, sous l'influence d'un traitement convenable, n'est pas d'une longue durée, elle guérit ordinairement du jour au lendemain et souvent même plus tôt, en cinq à six heures, par exemple.

Abandonnée à elle-même cette maladie tend naturellement à se terminer d'une manière heureuse; en effet, beaucoup de malades dans les campagnes guérissent sans les secours de l'art, seulement elle dure alors plus longtemps. Ainsi le malade de la XXIᵉ obs. était malade depuis six jours lorsqu'il réclama mon ministère, celui de la VIIIᵉ l'était depuis sept à huit jours, seulement les coliques étaient d'abord légères et ne se manifestaient que vers le soir, et ce n'est que dans une crise intense qu'il songea à se faire soigner. Un autre l'était depuis cinq jours, deux depuis quatre (obs. XVII), et trois depuis trois jours (obs. I, II et VI).

Je ne doute pas que ces malades n'eussent été guéris plus tôt avec un traitement approprié, car ceux qui ont été soignés ont presque tous récupéré la santé en moins de vingt-quatre heures.

L'enteralgie intermittente, abandonnée à elle-même, semble avoir de la tendance à se prolonger indéfiniment, comme le prouve le sujet de la XIIᵉ obs. Il était malade depuis cinq ans lorsqu'il réclama mon secours. La jeune femme qui fait le sujet de la XIIIᵉ obs. l'était depuis plus de deux ans, seulement chez elle les coliques ne paraissaient que tous les deux mois et duraient deux ou trois semaines. Le sujet de la XVᵉ obs. était malade depuis huit jours lorsque je le vis pour la première fois et nul doute que la maladie ne se fût prolongée indéfiniment si on ne lui eût pas apporté remède, car même par l'anti-périodique par excellence j'eus beaucoup de peine à le guérir.

J'ai dit plus haut que la colique nerveuse tend naturellement et spontanément à la guérison. Cette proposition n'est cependant pas toujours vraie, car je me rappelle avoir, au début de ma carrière, donné des soins à trois malades atteints de coliques qui ont succombé. Je regrette vivement de ne pas avoir recueilli leurs observations. Étaient-ils vraiment atteints de coliques nerveuses ou bien leurs coliques étaient-elles symptômatiques? Je l'ignore, car je n'ai vu qu'une fois ces malades dont je ne conserve plus qu'un souvenir vague et confus; cependant il me semble que deux d'entre eux offraient des symptômes d'invagination intestinale.

§ V. *Diagnostic*.

Est-il possible de confondre la maladie dont nous venons de tracer l'histoire avec la colique saturnine? Non, une telle confusion nous paraît impossible, car il n'existe aucune ressemblance entre ces deux affections ; en effet, aucun de nos malades n'a jamais présenté les divers accidents produits par le plomb du côté des centres nerveux, tels que paralysies, névralgies partielles des membres, arthralgie, délire, convulsions épileptiques, coma, etc..... Cependant M. Valleix, au paragraphe *diagnostic* de sa colique nerveuse, dit : « Il n'est qu'une seule maladie avec laquelle on puisse confondre cette affection : c'est la colique de plomb. Or, quelque attention qu'on apporte à l'étude de ces deux espèces de coliques, on ne peut parvenir à trouver entre elles une différence réellement importante, tandis que sous une multitude de rapports la ressemblance est parfaite. C'est ce qui m'a fait dire ce qui suit, dans le travail cité plus haut (*colique végétale observée à Paris. Union méd.*, 6 et 9 mai 1848) : « La ressemblance entre
« ces deux affections est si frappante, qu'on se demande
« si la colique produite par le plomb ne peut pas aussi se
« produire spontanément. Si cette manière de voir était
« regardée comme juste, à combien de discussions ne
« mettrait-on pas fin ? Ce qui porterait à penser qu'il existe
« une névrose, une névralgie particulière si l'on veut,
« qui tantôt se produit sous l'influence du plomb et tantôt
« sous l'influence d'autres causes suffisamment connues,
« c'est que M. Vasse a vu cette maladie se manifester avec
« des caractères absolument identiques, chez des sujets

« qui buvaient du cidre chargé de litharge et chez d'autres
« qui buvaient du cidre pur.

« Ne voyons-nous pas l'hydrophobie non rabique qui
« se reproduit spontanément ou plutôt sous l'influence des
« causes morales, offrir tous les caractères de l'hydropho-
« bie rabique? Et serait-ce trop forcer l'analogie que de
« dire : les cas cités plus haut sont à la colique de plomb
« ce que l'hydrophobie spontanée est à la rage communi-
« quée. »

Ce qu'il y a de certain, ajoute cet auteur, c'est que le
diagnostic entre ces deux affections ne peut s'appuyer que
sur la connaissance de la cause. Y a-t-il eu intoxication
saturnine, ou n'y a-t-il eu rien de semblable? Voilà la
seule question qu'il faut se poser. (Valleix. *Guide du méd.
prat.*, 2ᵉ édit., t. III, p. 61 et 62).

D'après toutes ces considérations nous sommes donc
forcé de conclure que la colique nerveuse que nous avons
décrite dans cet article ne paraît pas la même que celle décrite par M. Valleix. En effet, elle n'est jamais accompagnée,
comme nous l'avons dit, ni d'amaurose, ni de surdité, ni
d'aphonie, ni de convulsions, ni de délire, ni d'attaques
épileptiques mortelles comme celle décrite par cet auteur.

La durée des deux affections n'est pas non plus la
même ; la nôtre, en effet, ne dure que de quelques heures
à quelques jours, tandis que la durée de celle des auteurs
est de huit à quinze jours et plus et parfois même elle passe
à l'état chronique.

A quoi tient une telle différence? Faut-il établir une
nouvelle variété de coliques ou bien ne faut-il voir dans
celle que nous avons observée qu'un degré moindre de
gravité de la même affection? — Nous sommes fortement
enclins à partager cette dernière opinion. Dans ce cas nous
serions en droit de conclure que cette maladie est bien
moins grave dans les campagnes que dans les villes, ce
qui tient sans doute aux mœurs, aux habitudes et au régime des habitants des campagnes qui diffèrent considé-
rablement des mœurs, des habitudes et du régime des habitants des villes.

§ VI. *Nature de la colique nerveuse.*

Il est impossible, ce nous semble, de révoquer en doute la nature nerveuse de cette maladie. Mais est-ce une névralgie du grand sympathique ou une gastro-entéralgie? Ou bien encore est-ce une affection des nerfs provenant de la moëlle, de la moëlle elle-même, du nerf pneumo-gastrique? Ce sont là des questions très-difficiles à résoudre dans l'état actuel de la science. Quant à moi, je pense que c'est une forme particulière de la gastro-entéralgie. C'est aussi l'opinion de M. Valleix. Cet auteur ajoute, et je suis entièrement de son avis, qu'on ne doit pas faire des maladies distinctes de ces diverses affections décrites séparément sous le nom de *colique nerveuse* proprement dite, de *colique de Madrid*, de *colique végétale*, etc., etc. Tout cela ne constitue qu'une seule et unique maladie, observée dans des lieux différents, mais dans des circonstances identiques : cet état morbide, toujours le même dans les différents pays, je le désigne sous le nom de *colique nerveuse*, à cause de sa nature et de ses principaux symptômes.

§ VII. *Traitement.*

Je n'entrerai pas dans de longs détails sur le traitement. Il ressort des observations que nous avons consignées dans cet article.

1° *Antispasmodiques et narcotiques.* —Lorsque la colique est simple nous avons l'habitude de prescrire la potion suivante, à prendre par cuillerées d'heure en heure ou de demi-heure en demi-heure.

Pr. : Teinture de castoreum . . } ànà 60 gouttes.
    — d'assa-fœtida . . }
Laudanum de Sydenham. . 20 à 25 —
Sirop d'éther. . . . . . 30 grammes.
Eau simple . . . . . . 100 —

Je fais en même temps administrer des lavements émollients et appliquer des cataplasmes simples ou laudanisés sur le ventre, ou bien des fomentations narcotiques ou émollientes.

Lorsque les coliques sont très-intenses je fais en outre administrer un lavement contenant six gouttes de laudanum et pour boisson des tisanes tempérantes et diurétiques.

2° *Carminatifs.* — Si la colique est accompagnée de flatuosités, j'ajoute à la potion précédente 30 ou 40 gram. d'eau de menthe poivrée et 20 à 30 gouttes de teint. de cannelle, et pour boisson une infusion de camomille ou de graine d'anis vert, et souvent aussi des lavements à la camomille.

3° *Vomitifs.* — Les vomitifs sont particulièrement indiqués lorsqu'il y a des symptômes gastriques; j'ai alors recours à l'ipécacuanha ou à l'émétique.

4° *Purgatifs.* — Lorsque la constipation est opiniâtre les purgatifs sont très-utiles. J'ai quelquefois guéri des coliques très-intenses sans autre traitement (obs. IV et XI). J'ai ordinairement recours alors aux sels purgatifs ou bien au calomel auquel j'associe parfois la gomme-gutte.

Aux purgatifs j'ajoute ordinairement des lavements émollients ou salés.

5° *Bains.* — Les bains sont utiles dans les cas de spasmes violents. Une fois j'ai fait pratiquer des frictions avec l'eau sédative de Raspail et je m'en suis bien trouvé.

Jamais je n'ai eu recours aux émissions sanguines lo-
cales ou générales.

Sous l'influence du traitement institué par nous, il est
très-rare que la guérison ne s'effectue pas dans les vingt-
quatre heures, ou en moins de temps encore, au point
qu'il ne nous est arrivé que quatre fois dans tout le cours
de notre pratique rurale, c'est-à-dire en douze ans, d'être
appelé une seconde fois auprès des malades atteints de
colique nerveuse. Lorsque, par contre, la maladie est abandonnée aux efforts de l'organisme, la guérison se fait
attendre trois ou quatre jours et même davantage.

Dans la colique intermittente il faut absolument avoir
recours à l'anti-périodique par excellence, au sulfate de
quinine. Il doit en général être administré à haute dose
(1 gramme à la fois), surtout lorsque la maladie est an-
cienne, et douze heures environ avant l'invasion des coliques.

Pas n'est besoin de dire que la dose doit varier avec
l'âge des malades (obs. XII, XIII, XIV et XV). On peut
l'administrer par la bouche ou en lavement. Dans ce dernier cas on ajoutera une quantité suffisante d'eau de
Rabel pour dissoudre le sel quinique. Chez les enfants on
pourrait l'administrer soit en lavement, soit sous forme
de pommade en frictions sous les aisselles, dans l'aîne et
le long du rachis, ou mieux encore on pourrait avoir recours au tannate de quinine dont l'amertume est très-peu
prononcée.

FIN.

9 782019 96901